RECHERCHES

SUR L'ASPHYXIE.

IMPRIMERIE DE PLASSAN,
rue de Vaugirard, n° 15.

RECHERCHES

SUR L'ASPHYXIE,

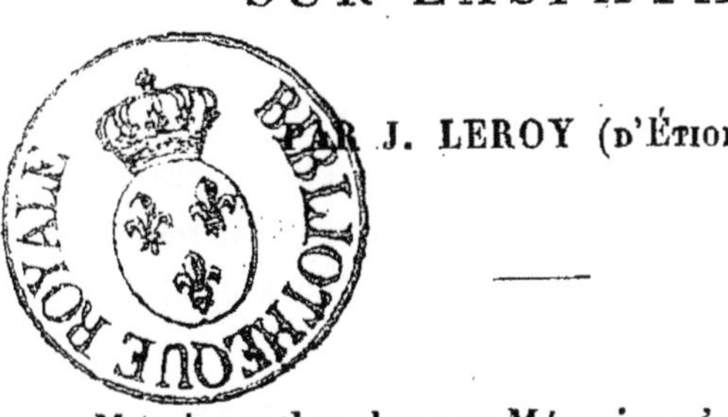

PAR J. LEROY (D'ÉTIOLLE).

Mon intention dans ce Mémoire n'est point de rappeler les diverses causes qui peuvent produire l'asphyxie, d'exposer les signes qui la caractérisent, de discuter les phénomènes physiologiques qui l'accompagnent, en un mot d'en tracer l'histoire. Laissant de côté l'asphyxie produite par l'influence des gaz délétères, je ne m'occupe que du traitement de celle dans laquelle des gaz non respirables, la strangulation, la submersion, ont empéché l'abord de l'air atmosphorique dans les poumons; je m'attache à faire ressortir des dangers inhérens à la méthode généralement adoptée, que l'on avait jusqu'ici méconnus; j'indique les moyens de prévenir ces dangers, et je propose un procédé que je crois propre à rappeller à la vie un plus grand nombre d'hommes.

Tout le monde sait aujourd'hui que dans l'asphyxie dont je parle, le sang veineux n'étant plus transformé en sang artériel, c'est du sang noir que le cœur envoie à toutes les parties du corps, et spécialement au cerveau. Quelle que soit d'ailleurs l'espèce d'influence qu'exerce le sang veineux ; qu'il agisse en vertu de propriétés stupéfiantes, ou simplement en ne déterminant pas une excitation suffisante dans les organes, la mort en est le résultat. Mais ce qu'il est essentiel de noter, c'est que cette mort n'est point produite immédiatement par le contact du sang veineux ; les phénomènes vitaux qui semblaient abolis ne sont effectivement que suspendus, et ils peuvent reparaître si l'on parvient à rétablir la respiration dont la cessation a produit tous les autres phénomènes.

Les remèdes employés contre l'asphyxie sont de deux sortes ; les uns tendent à rappeler la chaleur, à réveiller l'irritabilité et la circulation capillaire, tels sont l'exposition à une douce température, les frictions, les fumigations et les lavemens de tabac, etc. Les autres sont spécialement dirigés vers les phénomènes respiratoires. L'importance des premiers semble moins grande, parce qu'ils n'agissent point immédiatement sur la fonction qu'il importe surtout de rétablir dans son intégrité : cependant on aurait tort de les négliger, car seuls, et sans que l'on eût tenté l'insufflation pulmonaire, ils ont souvent rappelé des asphyxiés à la vie ; et, dans tous les cas, ils peuvent seconder les effets des autres moyens. Il est de ces remèdes pourtant sur l'efficacité desquels les avis sont partagés ; tel est, par exemple, le tabac administré en lavemens ou en fumigations par l'anus.

(5)

Fumigations.

Que l'on admette avec Haller et Aldini que les intestins dans l'asphyxie conservent leur irritabilité plus
long-temps que le cœur, ou que l'on partage l'opinion
de Collemann et de Sprengel, qui pensent que le cœur
est alors plus long-temps contractile que les intestins,
on ne devra pas moins reconnaître l'utilité d'une excitation portée sur le tube digestif; mais convient-il, pour
déterminer cette excitation, d'y faire pénétrer de la fumée de tabac ou une décoction de cette plante? Les
heureux effets du tabac semblent établis par des expériences répétées; cependant ne peut-on pas avec rai-
son redouter son effet narcotique prouvé par les expériences de MM. Brodie et Orfila; et de plus, lorsqu'on
pratique des fumigations, la distension de l'abdomen,
loin de solliciter les contractions du diaphragme, ne
doit-elle pas s'opposer à l'abaissement de ce muscle?
Un courant galvanique établi de la bouche à l'anus avec
douze paires, ainsi que je l'ai fait voir dans mon Mémoire sur les hernies étranglées, et comme d'autres déjà
l'avaient expérimenté, réveillerait aussi puissamment
que le tabac la contractilité des intestins, et n'expose-
rait ni au danger de produire le narcotisme, d'étein-
dre par conséquent le peu de vie qui reste dans le corps
de l'asphyxié, ni aux inconvéniens qui peuvent résulter,
pour le retour de la respiration, du ballonnement de
l'abdomen.

Injection d'air dans le poumon.

Mais vainement chercherait-on à ranimer la circulation capillaire, à réveiller la sensibilité de la peau et des intestins, si la respiration ne finit par se rétablir ; c'est donc vers cette fonction que paraissent devoir être dirigés les premiers et les principaux efforts.

L'insufflation des poumons fut d'abord faite en appliquant la bouche sur celle de l'asphyxié, ainsi que le rapporte l'Écriture-Sainte en parlant des prophètes Élie et Élisée ; plus tard on porta une canule dans la trachée artère ; on imagina ensuite de faire pénétrer l'air au moyen d'un soufflet, et les découvertes de la chimie sur les altérations de l'air atmosphérique dans la respiration, vinrent confirmer cette pratique. Mais il est un point qui n'a nullement attiré l'attention des expérimentateurs, et qui cependant, ainsi que je vais le faire voir, est de la plus grande importance. Je veux parler du degré de force avec lequel l'air doit être porté.

Dangers qui accompagnent l'injection d'air dans le poumon.

Monro, qui se servait d'un soufflet volumineux, voulait que d'un seul coup on introduisît la quantité d'air nécessaire pour distendre les poumons, et ce précepte a été répété par la plupart de ceux qui se sont occupés des secours à donner aux asphyxiés. Pour en sentir le danger, il ne fallait ce me semble que réfléchir à la délicatesse du tissu pulmonaire, et aux ménagemens que demande le peu de vitalité dont cet organe est doué dans ce moment (1). Que l'on examine le poumon des animaux dans lesquels les bouchers poussent de l'air un instant après la mort ; beaucoup deviennent emphysémateux , soit par la distension forcée , soit par la rupture des cellules pulmonaires. Cet emphysème ne doit-il pas être produit bien plus souvent encore lorsque l'impulsion de l'air est assez considérable , non-seulement pour distendre le poumon , mais encore pour refouler en bas le diaphragme et dilater la poitrine? Ces réflexions m'engagèrent à pratiquer cette insufflation sur les animaux vivans , et j'obtins des résultats qui dépassèrent ce que j'avais soupçonné.

Expériences sur le danger de l'insufflation de l'air.

Je fis sur des lapins une incision à la trachée artère, capable d'admettre une sonde de gomme élastique dont la cavité avait un peu plus d'une ligne de diamètre, et je poussai brusquement avec ma bouche une certaine quantité d'air (les deux tiers environ de ce que

(1) Depuis la lecture de ce premier Mémoire à l'Académie des sciences, j'ai reconnu que les auteurs de l'article *Noyé* de l'Encyclopédie méthodique, MM. Ramon et Villermé, ont écrit que l'injection d'air dans le poumon faite avec trop de force et de vitesse , pouvait avoir du danger ; mais cette assertion , dépourvue des preuves fournies par l'expérience, n'avait fait aucune impression ; ces deux médecins ne paraissent pas en avoir eux-mêmes bien senti l'importance ; car un peu plus loin ils disent que l'insufflation doit être faite de manière à distendre la poitrine ; or une insufflation , pour distendre la poitrine , doit être nécessairement assez forte.

ma poitrine pouvait contenir). Le thorax de l'animal fut distendu, et j'entendis en même temps un gargouillement dans cette cavité. Au bout de vingt secondes, de violentes convulsions, des efforts pour respirer, se manifestèrent; et au bout d'une minute la mort fut complète. A l'ouverture du corps, faite au même instant, je trouvai les cavités droites du cœur remplies de sang veineux, l'artère aorte contenait du sang noir, les poumons étaient affaissés, et présentaient en divers endroits des taches qui semblaient formées par du sang extravasé. Les cellules pulmonaires, surtout celles qui sont voisines de la superficie, étaient plus larges que dans l'état naturel. Cette expérience, répétée sept fois sur des lapins, et une fois sur un chien, a produit constamment la mort dans le même espace de temps et avec les mêmes phénomènes; la seule différence que j'observai, c'est que parfois la trachée artère contenait une écume sanguinolente légère, et l'aorte renfermait des bulles d'air entremêlées avec du sang noir.

Je me suis demandé si la mort ne serait pas produite par l'air carbonisé sortant de mes poumons; mais je me suis assuré qu'il fallait l'attribuer à une autre cause, car lorsque je soufflais doucement dans le tube, bien que j'introduisisse de la sorte, peu à peu, une quantité d'air beaucoup plus grande, l'animal ne paraissait pas s'en apercevoir; il vécut ensuite deux jours avec une fistule aérienne, après quoi je le fis périr comme les autres en soufflant de l'air plus fortement.

(9)

J'ai vainement cherché à rappeler à la vie les animaux que j'avais fait servir à cette expérience (1).

Comment arrive la mort dans cette circonstance ?
est-elle le résultat du contact de l'air sur le cerveau, ou
d'un emphysème des poumons survenu instantané-
ment, ou d'un épanchement d'air dans la cavité de la
poitrine ? Ces recherches feront le sujet d'un second
Mémoire.

Si au lieu d'employer une sonde dont la cavité avait
une ligne de diamètre, je poussais l'air à travers une canule ayant seulement une demi-ligne, l'animal paraissait éprouver de la gêne pour respirer, mais la mort
n'avait point lieu ; cependant alors je soufflais avec plus
d'énergie que dans l'autre canule ; mais l'étroitesse de
celle-ci empêchait que la force d'impulsion fût aussi
grande.

L'air introduit en certaine quantité et avec une certaine force dans les poumons, est donc capable de tuer
un animal en un instant. Mais si l'insufflation peut avoir
une telle influence sur des organes doués de toute l'é-
nergie que donne l'existence, ses effets terribles ne se-
ront-ils pas encore plus certains sur un organe que la
vie est sur le point d'abandonner, et que la moindre
violence peut frapper de mort sans retour ? N'est-il pas

(1) Un physiologiste célèbre devant lequel j'ai répété l'expérience
ci-dessus, m'a fait observer que peut-être l'insufflation n'a pas sur les
asphyxiés le même effet que sur les animaux vivans. J'ai, pour répondre à cette objection, mis des animaux dans les mêmes conditions que
les asphyxiés, et j'ai trouvé que les résultats étaient les mêmes que
quand j'opérais sur des animaux pleins de vie.

permis de craindre que sur des milliers d'asphyxiés, on n'ait assuré la mort en poussant violemment de l'air dans les poumons avec des soufflets, au lieu de les ranimer ; et cette remarque ne rend-elle pas plus croyables les résultats des relevés faits en 1788 et en 1817? A la première de ces époques, on faisait un plus grand usage des fumigations de tabac que de l'insufflation pulmonaire, et cependant on rappelait à la vie un plus grand nombre d'asphyxiés qu'aujourd'hui, bien que l'on ait ordinairement recours à un moyen basé sur les connaissances physiologiques.

Moyens de prévenir les dangers de l'injection de l'air.

On voit, par ce qui précède, avec quelles précautions doit être faite l'insufflation des poumons ; mais suffit-il de recommander beaucoup de ménagemens, lorsque la vie dépend d'un peu plus ou moins de force dans l'impulsion de l'air, d'une légère différence dans la vitesse avec laquelle la main fait mouvoir le soufflet ? N'est-il pas plus prudent de mettre l'instrument lui-même dans l'impossibilité de nuire? Pour cela, il faut que la quantité d'air soit proportionnée à la capacité de la poitrine, et que cet air ne puisse pas pénétrer avec trop d'impétuosité. Je crois être parvenu à peu près à remplir ces deux conditions par un appareil bien simple.

Il s'agissait d'abord de connaître approximativement le terme moyen de la quantité d'air qui entre dans la poitrine à chaque inspiration depuis la naissance jus-

qu'à l'âge adulte; je n'ignore pas que chez un homme
de moyen âge et de stature ordinaire, cette quantité
d'air varie, au dire de certains auteurs, depuis deux
pouces cubes (Grégory) jusqu'à 655 centimètres cubes
(Menziès); je ne pense donc point arriver à une éva-
luation rigoureuse entre des extrêmes aussi éloignés;
je puis me contenter de données plus faciles à obtenir.
Je recueille dans une vessie, et je mesure la quantité
d'air expiré sans effort aux différentes périodes de la
vie dans l'enfance, dans l'adolescence et dans l'âge
adulte. Prenant ensuite un soufflet, je le gradue sur
un quart de cercle, comme je l'ai retracé dans la pl. 2,
fig. 1re; j'écarte d'une certaine proportion les deux
poignées du soufflet; je reçois l'air chassé dans une
vessie; je vois que la quantité répond au produit de
l'expiration d'un sujet de dix ans, par exemple, je fais
une marque sur l'indicateur; j'écris dix ans, et un ar-
rêt placé dans cet endroit m'empêche d'aller au-delà.
De même pour les autres âges. Ayant ainsi rempli, autant peut-être qu'il est possible de le faire, la première
indication, qui consistait à proportionner la quantité
d'air à la capacité de la poitrine, il fallait encore em-
pêcher que ce fluide élastique fût poussé trop brusquement. Pour y parvenir, il suffisait de donner à l'ouverture de la canule qui est insinuée dans la trachée
artère, une largeur telle que l'air du soufflet employât
pour la traverser le temps que dure une inspiration. On
conçoit que le diamètre des canules et de leurs ouvertures doit varier suivant les âges, et répondre à la
quantité d'air qui les doit traverser. Pour plus de fa-

cilité, l'on pourrait établir sur la douille du soufflet un robinet que l'on ouvrirait ou fermerait plus ou moins suivant les circonstances.

Appareil pour échauffer l'air.

Quelques praticiens ont pensé que l'air chaud vaut mieux pour ranimer la circulation pulmonaire, et cette idée les a portés à préférer l'insufflation faite avec la bouche, à l'action du soufflet, malgré l'altération qu'a subie l'air expiré. Pensant également qu'un air modérément chaud peut favoriser le rétablissement de la cir lation dans les poumons, mais désirant éviter les inconvéniens de l'insufflation faite avec la bouche, j'avais imaginé le petit appareil que j'ai représenté pl. 2, fig. 2, 3, 4 et 5. C'est un ajutage que l'on peut à volonté adapter au soufflet. Il est formé d'un réservoir en métal muni d'une soupape, échauffé en dehors par la flamme d'une lampe à esprit de vin réverbérée par un miroir. Je ne m'efforcerai pas de trouver des avantages à cet appareil; j'ignore si en effet l'air chaud est préférable à l'air frais pour ranimer le poumon; peutêtre trouvera-t-on que ce caléfacteur n'est qu'embarrassant.

Nouvelle application du galvanisme.

Faire arriver de l'air dans les poumons avec toutes les précautions indiquées pour éviter un danger que l'on avait, je crois, jusqu'ici presque complètement méconnu; telle est, ce semble, la première et la plus importante des indications à remplir. Cependant ce n'est pas ainsi que se passent les choses pendant la vie; ce n'est pas l'air qui distend la poitrine en y pénétrant avec plus ou moins d'effort, c'est la poitrine qui se dilate pour donner accès à l'air. Quelques médecins avaient senti cette différence; et pour rapprocher la respiration artificielle de ce qu'est cette fonction dans l'état naturel, ils avaient imaginé d'appliquer des ventouses sur les parois du thorax, et de s'en servir pour les faire mouvoir. J'ignore si ce moyen a été mis en usage; mais j'ai peine à croire que la ventouse puisse fournir un point d'appui suffisant pour mouvoir les parois de la poitrine. Le diaphragme est, ainsi que chacun sait, l'organe qui contribue le plus à l'agrandissement de la poitrine et aux mouvemens respiratoires; j'ai pensé que le galvanisme fournirait un puissant moyen de solliciter la contraction de ce muscle, et l'expérience a pleinement justifié mon espoir. Déjà plusieurs médecins avaient conseillé l'emploi du galvanisme ou de l'électricité. Ainsi Aldini, dans son *Essai sur le Galvanisme*, troisième partie, dit vaguement que l'influence galvanique peut être avantageuse, sans expliquer comment elle doit être employée. Bernouilli, dans sa quatrième lettre, écrit à Haller que l'étincelle électrique dirigée sur la région de l'estomac, produit une secousse favorable sur l'asphyxié : cela est vrai; mais l'étincelle électrique ne stimule pas ainsi que la pile la contractilité musculaire, et cette observation s'applique également à la pratique de Franck, qui provoquait l'étincelle électrique sur la région du cœur. Collemann, plus qu'aucun autre, paraît avoir attaché de la confiance au galvanisme dans l'asphyxie. Pensant, ainsi que je l'ai dit, que le cœur est dans cette circonstance l'*ultimum moriens,* il dirige le courant galvanique ou le choc électrique sur la région du cœur. Mais que fait-on lorsque l'on suscite les contractions du cœur avant que la respiration soit rétablie? l'on fait passer des cavités droites du cœur dans les cavités gauches, et de là au cerveau, une nouvelle quantité de sang noir, et l'on diminue ainsi le peu de chances qui restaient encore. Collemann l'avait bien senti; car il veut qu'avant de solliciter par le galvanisme les contractions du centre circulatoire, on fasse trois ou quatre injections d'air dans la poitrine, alternant avec autant d'expulsions artificielles. Plusieurs médecins ont donc pensé à tirer parti de l'électricité et du galvanisme dans l'asphyxie; mais aucun de ceux que je viens de citer n'avait employé ces agens de manière à les faire servir à l'acte respiratoire. Le docteur Andrew Hure est, je crois, le seul qui ait pensé à diriger le galvanisme de manière à susciter les contractions du diaphragme; mais la manière qu'il indique ne me semble pas de nature à pouvoir être suivie. Ce médecin conseille de faire une incision au col, de mettre à nu l'artère carotide sur le côté externe de laquelle se trouve le grand sympathique et le nerf diaphragmatique; de placer l'un des conducteurs de la pile sur ce dernier nerf, tandis que l'autre conducteur est appliqué sur la peau qui recouvre la poitrine au-dessous des cartilages de la septième côte. M. Hure prétend que l'incision néces-

saire pour mettre à nu le nerf vague, n'a rien de grave
et ne demande que des connaissances très-ordinaires ;
peu de personnes seront de son avis à cet égard : quand
au conducteur appliqué sur la paroi de la poitrine, il
ne peut transmettre le galvanisme à travers la peau.
J'ai aussi cherché, mais d'une autre manière, à réveiller les contractions du diaphragme et à produire l'a-
grandissement de la poitrine. Les expériences faites
sur les animaux m'ont fourni les résultats suivans :

PREMIÈRE EXPÉRIENCE.

Un chat qui paraissait un peu vieux, mais qui était
vigoureux, fut plongé et maintenu dans l'eau pendant
quatre minutes ; lorsque je le retirai, la respiration
avait cessé ; la main ne sentait plus du tout les pulsa-
tions du cœur. Je pratiquai la trachéotomie, et plaçai une canule dans la trachée-artère ; j'enfonçai une
aiguille à acupuncture, dans chaque partie latérale des
parois de la poitrine, entre la septième et la huitième
côte ; je fis pénétrer ces aiguilles de quelques lignes seulement, ce qui suffit pour atteindre en cet endroit les
fibres du diaphragme : le courant devait par conséquent traverser ce muscle dans son diamètre. Les choses étant ainsi disposées, je soufflai dans la canule avec
précaution (je connaissais alors les dangers d'une insufflation trop brusque), et dans le même temps je met-
tais les conducteurs de la pile en contact avec les aiguilles ; je cessai ensuite l'insufflation, j'interrompis
le courant, et une autre personne pressant légèrement
sur l'abdomen, favorisait l'expiration. Chaque insuffla-

tion et chaque expulsion de l'air durait une seconde environ. Je répétai l'une et l'autre sept à huit fois, après quoi le diaphragme continua de se contracter, convulsivement d'abord, puis avec plus de régularité ; enfin la respiration devint complète, et l'animal fut rappelé à la vie.

DEUXIÈME EXPÉRIENCE.

Un autre chat paraissant du même âge et de la même grosseur que le premier, fut également plongé dans l'eau pendant cinq minutes, et retiré sans aucun signe de vie. Je pratiquai la trachéotomie ; mais ne trouvant pas de suite la canule, cinq minutes s'écoulèrent encore avant que la première insufflation fût faite. J'établis, comme dans le cas précédent, une respiration artificielle ; mais je n'employai point le galvanisme : ce fut vainement que pendant un quart d'heure je recommençai mes tentatives à diverses reprises ; la vie fut complètement éteinte.

TROISIÈME EXPÉRIENCE.

Je pensai que les contractions du diaphragme pourraient peut-être, sans le secours de l'insufflation, rétablir la respiration ; je fis sur un chat, plus jeune que les deux précédens, l'expérience suivante : Je le tins plongé dans l'eau pendant quatre minutes ; les phénomènes respiratoires ayant complètement cessé, je fis une ouverture à la trachée artère, et j'y plaçai une canule ; après quoi j'établis, comme dans la première expérience, un courant galvanique traversant la poi-

trine, et parcourant le diaphragme dans son grand diamètre. Dès que le cercle fut établi, les parois de l'abdomen éprouvèrent une impulsion, et l'air pénétra au
travers de la canule dans les poumons. Interrompant
le courant après un contact d'une seconde, je faisais
presser légèrement sur l'abdomen pour refouler en
haut le diaphragme, puis je rétablissais le courant; au
bout d'une minute employée à cette manœuvre, la
respiration s'était rétablie et s'exécutait d'elle-même.

Ces expériences furent répétées sur six lapins; trois
furent traités par le galvanisme et l'insufflation; trois
par l'insufflation seulement : deux furent rappelés à la
vie dans le premier cas, un seul dans le second. Ces
animaux furent tenus moins long-temps sous l'eau que
les chats.

On a souvent reproché aux expérimentateurs d'établir une similitude forcée entre les phénomènes que
l'on suppose chez l'homme vivant, et ceux que l'on
observe dans les vivi-sections; on a surtout répété que
le trouble des fonctions, occasioné par l'expérience,
doit être une fréquente source d'erreur; mais il ne
s'agit point ici d'établir une parité entre un animal en
santé, et un autre animal souffrant, que l'expérience a,
dit-on, placé dans un état de maladie; il s'agit de deux
êtres assez éloignés l'un de l'autre, il est vrai, dans
l'échelle animale, mais se trouvant dans des circonstances absolument semblables. Cependant je ne pré-
tends pas, d'après ces expériences que je ne regarde
pas encore comme assez nombreuses, affirmer que

chez l'homme les choses se passeront rigoureusement
de la même manière; seulement les résultats obtenus
me permettent de l'espérer, et me portent à regarder
le galvanisme, dirigé sur le diaphragme avec des aiguilles japonaises, comme un puissant auxiliaire du
traitement de l'asphyxie. Ce moyen est basé sur l'expérience physiologique, puisqu'il rapproche davantage
la respiration artificielle de la fonction qu'elle imite et
supplée; de plus, il me paraît sans aucun danger. Le
galvanisme peut rétablir la respiration sans le secours
de l'insufflation, ainsi que l'expérience l'a démontré:
mais si l'on voulait combiner ces deux méthodes, il
faudrait mettre de l'harmonie entre les divers temps
de l'opération et établir le cercle au moment où se
fait avec beaucoup de précaution l'injection de l'air;
à ce premier temps, qui est l'inspiration, et qui doit
durer deux à trois secondes, succède l'expiration,
que favorisera une pression légère sur l'abdomen :
trente à quarante couples d'un pouce et demi de diamètre me paraissent devoir suffir pour l'homme.

On a fait depuis quelque temps de petites piles por-
tatives qui seraient fort commodes dans cette circonstance ; quelques modifications pourraient les
rendre propres à être placées dans les boîtes pour
l'asphyxie.

J'ai dit que Collemann regardait comme une chose
utile d'exciter les contractions du cœur au moyen du
galvanisme, après quelques inspirations et quelques ex-
pirations artificielles; pour faire arriver plus sûrement
au cœur le fluide galvanique, ne pourrait-on pas faire

pénétrer jusqu'à la surface de cet organe les aiguilles japonaises ?

Appareil pour faciliter l'introduction de la canule dans la trachée.

Dans la submersion, la glotte est-elle fermée spasmodiquement, l'épiglotte est-elle abaissée sur cette ouverture, ainsi que le pensent Wepfer, Conrad, Sénac ; ou bien la glotte reste-t-elle ouverte, et l'épiglotte est-elle dressée, ainsi que l'ont observé Morgagny, Haller, Louis, Goodwin, et quelques autres? Cette question n'est point indifférente, puisque dans le premier cas le spasme du larynx pouvant persister, empêcherait que l'air arrivât au poumon. Les expériences m'ont fait voir que le plus souvent l'animal qui se noie laisse échap per en grande partie l'air que contenait sa poitrine, qu'il aspire une certaine quantité de liquide, et que l'entrée du larynx reste ouverte ; cependant tout le monde sait qu'il est très-difficile de faire pénétrer une canule dans la trachée, lors même que l'on emploie le procédé simple et ingénieux que Desault a conseillé pour cela. Je me suis moi-même assuré de cette difficulté par des essais répétés sur le cadavre, et par les secours que je fus à même d'apporter à des noyés dans deux circonstances différentes. Pour faciliter l'introduction d'une canule de gomme qui me semble préférable, j'ai imaginé un petit appareil représenté pl. 2, fig. 6 et 7. Il se compose de deux pièces métalliques articulées, l'une est fixe, l'autre exécute un mouvement de bascule, analogue à celui de la lame du lithotome caché, par lequel la base de la langue est abaissée, l'épiglotte est relevée, et la canule est conduite dans l'ouverture de la glotte. (*Voyez* l'explication de la figure.) Il sera facile sur le cadavre de vérifier les avantages de cet appareil. On pourrait, par une modification légère, la faire servir à écarter les mâchoires.

Si malgré ce moyen on ne pouvait encore faire pénétrer de l'air dans le poumon, devrait-on recourir à l'incision de la traché artère ou du larynx, conseillée et pratiquée par Heister, Detharding, Fothergill, etc.? Si l'on s'y déterminait, il faudrait prendre pour l'injection de l'air, dans cette circonstance, les précautions déjà indiquées.

Compression exercée sur la poitrine et l'abdomen dans le but de rétablir la respiration.

Ce moyen, le plus simple, le plus prompt et le plus facile à mettre en usage, est celui qui m'a le plus constamment réussi pour rappeler à la vie les animaux asphyxiés. Je n'avais pas d'abord soupçonné toute son efficacité : la preuve en est venue s'offrir à moi sans que je la cherchasse ; et, depuis, des essais répétés ont confirmé les résultats de la première expérience. Les poumons d'un animal que l'on asphyxie par submersion ou d'une autre manière, remplissent la totalité de la poitrine et contiennent encore, aussi-bien que les poumons d'un cadavre, une certaine quantité d'air altéré pour l'ordinaire et en partie carbonisé. Si l'on exerce

une pression sur la partie antérieure de la poitrine et
de l'abdomen d'un animal qui se trouve dans cet état,
le diaphragme est refoulé en haut, la cavité de la poitrine est diminuée, une certaine proportion de l'air altéré que contient le poumon, est expulsé par cette expiration forcée. Si après deux secondes environ l'on
suspend la compression, le diaphragme redescend à sa
place habituelle ; les côtés, en vertu de leur élasticité,
se redressent, la poitrine acquiert une capacité plus
grande que celle qu'elle avait au moment où elle était
comprimée, le poumon obéit à ce mouvement de dilatation, et une certaine quantité d'air atmosphérique
est attiré dans ses cellules. Deux secondes encore se
sont écoulées, une nouvelle pression détermine l'expulsion d'une autre quantité d'air carbonisé, que remplace
dans la dilatation, qui suit nécessairement une nouvelle portion d'air atmosphérique. En même temps les
viscères abdomineux transmettent à la veine cave l'impulsion qu'ils reçoivent ; ils la compriment ; le sang
contenu dans ce vaisseau, dont la marche était sus-
pendue, chemine de nouveau vers les cavités droites du
cœur dont les contractions languissantes, mais non
complètement éteintes, se raniment. Lorsque ces mouvemens alternatifs de pression et de relâchement ont
duré pendant quelque temps, le diaphragme excité par
le refoulement et la distension qu'il a éprouvé reprend
sa vitalité ; il se contracte brusquement ; l'animal exécute un bâillement convulsif suivi d'un repos ; bientôt
de nouvelles inspirations ont lieu naturellement ; elles
se rapprochent, et l'animal est rappelé à la vie. Voilà,

je crois , comment cette pression intermittente a dans mes expériences ranimé les animaux pour lesquels je n'ai pas attendu trop long-temps à la mettre en usage. Quelle que soit d'ailleurs la valeur de l'explication , le fait subsiste , et il me paraît très-important.

Ce moyen doit-il être aussi efficace pour l'homme que pour des animaux d'une espèce inférieure? Je ne puis l'affirmer, puisque je ne l'ai pas expérimenté; cependant je ne vois pas pourquoi les résultats ne seraient pas les mêmes. Pour rendre cette pratique plus facile et plus efficace sur l'homme, je me propose de faire usage d'un appareil formé d'un morceau de coutil doublé de flanelle, assez long pour couvrir la moitié inférieure du thorax et l'abdomen jusqu'au bassin; sa largeur sera telle qu'elle ne puisse pas faire tout-à-fait le tour du corps. A chacun de ses bords longitudinaux sont fixés des cordons qui s'entrecroisent avec ceux du côté opposé, comme les lacets du corset que l'on nomme *à la paresseuse,* ou les chefs de la compresse des plaies longitudinales; en sorte qu'en tirant en sens inverse les cordons, on rapprochera les bords de la toile, et l'on comprimera les parties qu'elle enveloppe; l'entrecroisement des cordons a lieu en devant sur la ligne médiane. Deux bâtons de la longueur de la pièce de coutil, un pour chaque côté, servent à fixer les extrémités des cordons, et fournissent ainsi un moyen de traction uniforme. Si par suite de l'occlusion de la glotte, la sortie et l'entrée de l'air étaient difficiles, on se servirait avec avantage de l'appareil dessiné dans les fig. 6 et 7, pl. 2, et l'on pourrait même se passer de la canule. Il suffirait que l'épiglotte fût maintenue, rele-vée par la pression de l'instrument sur la base de la langue.

Explication des figures de la planche 2.

La figure première représente le soufflet muni d'un quart de cercle pour proportionner la quantité d'air à la capacité de la poitrine de l'asphyxié ; et d'une soupape qui, comme dans le soufflet de Hunter, permet de donner issue à l'air expulsé de la poitrine dans l'expiration.

Les figures 2, 3, 4 et 5, représentent l'appareil caléfacteur destiné à échauffer l'air que l'on fait pénétrer dans les poumons. La figure 2 montre le réservoir en cuivre que traverse l'air, et dans lequel il s'échauffe ; en a est une soupape. Les deux robinets b et c ont pour but, lorsque l'air contenu dans le réservoir est trop chaud, de pouvoir lui donner issue au-dehors. Ce réservoir à air est échauffé par une lampe à esprit-de-vin, figure 5, placée au centre d'un réflecteur, ainsi que j'ai cherché à le représenter figure 4. Le réflecteur est formé de deux demi-sphères articulées qui se rapprochent et enveloppent le réservoir, ainsi qu'on le voit figure 5. Des ouvertures sont ménagées à la partie supérieure pour donner issue à la fumée. Dans la figure 4, qui montre la conca-vité du réflecteur, sont huit saillies en métal $d. d. d. d.$, qui sont destinées à maintenir le réflecteur à une distance toujours égale du réservoir.

Les figures 6 et 7 représentent l'appareil destiné à faciliter l'introduction de la canule dans la trachée artère. Il se compose de deux pièces articulées en a, fig. 6. La branche $b\ b$ est fixe ; la branche $c\ d$ est mobile. Lorsque l'on élève l'extrémité c, l'extré-mité d est portée en avant ; elle appuie sur la base de la langue, et élève l'épiglotte.

La figure 7 montre la canule $l\ l$ telle qu'elle doit être placée pour être introduite ; elle est retenue d'abord sur la branche fixe par un anneau f, et en arrière elle suit les mouvemens de la branche mobile, à laquelle elle est unie par un autre anneau g. Le mouvement de bascule de cette branche, en même temps qu'il abaisse la base de la langue et élève l'épiglotte, dirige la canule dans l'ouverture du larynx ; et si alors on la pousse en avant, elle y pénétrera presque certainement.

www.ingramcontent.com/pod-product-compliance
Ingram Content Group UK Ltd.
Pitfield, Milton Keynes, MK11 3LW, UK
UKHW022346170726
13837UKWH00005BA/2445